Dziennik rękawów żołądkowych

Ta książka należy do:

Ten dziennik pomoże Ci śledzić codzienne odżywianie, emocje, spożycie witamin i suplementów, godziny snu, spożycie białka, spożycie wody i wiele innych.

Dziennik rękawów żołądkowych

Data : / /

Waga

Pobór wody

1 Filiżanka = 8 OZ

Leki/suplementy

	niski	średni	wysoki
Jakość snu	○	○	○
Poziom energii	○	○	○
Poziom aktywności	○	○	○

zły   normalny   dobry

Mój nastrój ○○○○○○○○○○

Ćwiczenie

Notatki, cele, codzienne wydarzenia

Dziennik żywności

Żywność	Czas	Natychmiast	Po 1 godzinie	Po 3 godzinach

Śledź swoje jedzenie, nastrój, posiłki, kalorie, leki / suplementy, ćwiczenia, wagę, bypass żołądka

Dziennik rękawów żołądkowych

Data : / /

Waga

Pobór wody

1 Filiżanka = 8 OZ

Leki/suplementy

	niski	średni	wysoki
Jakość snu	○	○	○
Poziom energii	○	○	○
Poziom aktywności	○	○	○

Mój nastrój zły — normalny — dobry

Ćwiczenie

Notatki, cele, codzienne wydarzenia

Dziennik żywności

Żywność	Czas	Natychmiast	Po 1 godzinie	Po 3 godzinach

Śledź swoje jedzenie, nastrój, posiłki, kalorie, leki / suplementy, ćwiczenia, wagę, bypass żołądka

Dziennik rękawów żołądkowych

Data :   / /

Waga

Pobór wody

1 Filiżanka = 8 OZ

Leki/suplementy

	niski	średni	wysoki
Jakość snu	○	○	○
Poziom energii	○	○	○
Poziom aktywności	○	○	○

Mój nastrój   zły   normalny   dobry
○○○○○○○○○

Ćwiczenie

Notatki, cele, codzienne wydarzenia

Dziennik żywności

Żywność	Czas	Natychmiast	Po 1 godzinie	Po 3 godzinach

Śledź swoje jedzenie, nastrój, posiłki, kalorie, leki / suplementy, ćwiczenia, wagę, bypass żołądka

Dziennik rękawów żołądkowych

Data : / /

Waga

Pobór wody

1 Filiżanka = 8 OZ

Leki/suplementy

	niski	średni	wysoki
Jakość snu	○	○	○
Poziom energii	○	○	○
Poziom aktywności	○	○	○

Mój nastrój zły — normalny — dobry

Ćwiczenie

Notatki, cele, codzienne wydarzenia

Dziennik żywności

Żywność	Czas	Natychmiast	Po 1 godzinie	Po 3 godzinach

Śledź swoje jedzenie, nastrój, posiłki, kalorie, leki / suplementy, ćwiczenia, wagę, bypass żołądka

Dziennik rękawów żołądkowych

Data : / /

Waga

Pobór wody

1 Filiżanka = 8 OZ

Leki/suplementy

....

....

....

	niski	średni	wysoki
Jakość snu	○	○	○
Poziom energii	○	○	○
Poziom aktywności	○	○	○

zły normalny dobry

Mój nastrój ○○○○○○○○○○

Ćwiczenie

Notatki, cele, codzienne wydarzenia

Dziennik żywności

Żywność	Czas	Natychmiast	Po 1 godzinie	Po 3 godzinach

Śledź swoje jedzenie, nastrój, posiłki, kalorie, leki / suplementy, ćwiczenia, wagę, bypass żołądka

Dziennik rękawów żołądkowych

Data : / /

Waga

Pobór wody
1 Filiżanka = 8 OZ

Leki/suplementy

	niski	średni	wysoki
Jakość snu	○	○	○
Poziom energii	○	○	○
Poziom aktywności	○	○	○

Mój nastrój zły — normalny — dobry
○○○○○○○○○

Ćwiczenie

Notatki, cele, codzienne wydarzenia

Dziennik żywności

Żywność	Czas	Natychmiast	Po 1 godzinie	Po 3 godzinach

Śledź swoje jedzenie, nastrój, posiłki, kalorie, leki / suplementy, ćwiczenia, wagę, bypass żołądka

Dziennik rękawów żołądkowych

Data :   /   /

Waga

Pobór wody

1 Filiżanka = 8 OZ

Leki/suplementy

	niski	średni	wysoki
Jakość snu	○	○	○
Poziom energii	○	○	○
Poziom aktywności	○	○	○

Mój nastrój   zły   normalny   dobry   ○○○○○○○○○○

Ćwiczenie

Notatki, cele, codzienne wydarzenia

Dziennik żywności

Żywność	Czas	Natychmiast	Po 1 godzinie	Po 3 godzinach

Śledź swoje jedzenie, nastrój, posiłki, kalorie, leki / suplementy, ćwiczenia, wagę, bypass żołądka

Dziennik rękawów żołądkowych

Data : / /

Waga

Pobór wody

1 Filiżanka = 8 OZ

Leki/suplementy

	niski	średni	wysoki
Jakość snu	○	○	○
Poziom energii	○	○	○
Poziom aktywności	○	○	○

Mój nastrój zły ○○○○○○○○○ dobry (normalny)

Ćwiczenie

Notatki, cele, codzienne wydarzenia

Dziennik żywności

Żywność	Czas	Natychmiast	Po 1 godzinie	Po 3 godzinach

Śledź swoje jedzenie, nastrój, posiłki, kalorie, leki / suplementy, ćwiczenia, wagę, bypass żołądka

Dziennik rękawów żołądkowych

Data :   /   /

Waga

Pobór wody

1 Filiżanka = 8 OZ

Leki/suplementy

	niski	średni	wysoki
Jakość snu	○	○	○
Poziom energii	○	○	○
Poziom aktywności	○	○	○

Mój nastrój   zły ○○○○○○○○○ dobry   (normalny)

Ćwiczenie

Notatki, cele, codzienne wydarzenia

Dziennik żywności

Żywność	Czas	Natychmiast	Po 1 godzinie	Po 3 godzinach

Śledź swoje jedzenie, nastrój, posiłki, kalorie, leki / suplementy, ćwiczenia, wagę, bypass żołądka

Dziennik rękawów żołądkowych

Data : / /

Waga

Pobór wody

1 Filiżanka = 8 OZ

Leki/suplementy

	niski	średni	wysoki
Jakość snu	○	○	○
Poziom energii	○	○	○
Poziom aktywności	○	○	○

Mój nastrój — zły · normalny · dobry

○ ○ ○ ○ ○ ○ ○ ○ ○

Ćwiczenie

Notatki, cele, codzienne wydarzenia

Dziennik żywności

Żywność	Czas	Natychmiast	Po 1 godzinie	Po 3 godzinach

Śledź swoje jedzenie, nastrój, posiłki, kalorie, leki / suplementy, ćwiczenia, wagę, bypass żołądka

Dziennik rękawów żołądkowych

Data : / /

Waga

Pobór wody

1 Filiżanka = 8 OZ

Leki/suplementy

	niski	średni	wysoki
Jakość snu	○	○	○
Poziom energii	○	○	○
Poziom aktywności	○	○	○

Mój nastrój   zły   normalny   dobry
○○○○○○○○○

Ćwiczenie

Notatki, cele, codzienne wydarzenia

Dziennik żywności

Żywność	Czas	Natychmiast	Po 1 godzinie	Po 3 godzinach

Śledź swoje jedzenie, nastrój, posiłki, kalorie, leki / suplementy, ćwiczenia, wagę, bypass żołądka

Dziennik rękawów żołądkowych

Data : / /

Waga

Pobór wody

1 Filiżanka = 8 OZ

Leki/suplementy

	niski	średni	wysoki
Jakość snu	○	○	○
Poziom energii	○	○	○
Poziom aktywności	○	○	○

Mój nastrój   zły normalny dobry   ○○○○○○○○○

Ćwiczenie

Notatki, cele, codzienne wydarzenia

Dziennik żywności

Żywność	Czas	Natychmiast	Po 1 godzinie	Po 3 godzinach

Śledź swoje jedzenie, nastrój, posiłki, kalorie, leki / suplementy, ćwiczenia, wagę, bypass żołądka

Dziennik rękawów żołądkowych

Data : / /

Waga

Pobór wody

1 Filiżanka = 8 OZ

Leki/suplementy

	niski	średni	wysoki
Jakość snu	○	○	○
Poziom energii	○	○	○
Poziom aktywności	○	○	○

Mój nastrój   zły   normalny   dobry   ○○○○○○○○○

Ćwiczenie

Notatki, cele, codzienne wydarzenia

Dziennik żywności

Żywność	Czas	Natychmiast	Po 1 godzinie	Po 3 godzinach

Śledź swoje jedzenie, nastrój, posiłki, kalorie, leki / suplementy, ćwiczenia, wagę, bypass żołądka

Dziennik rękawów żołądkowych

Data : / /

Waga

Pobór wody

1 Filiżanka = 8 OZ

Leki/suplementy

	niski	średni	wysoki
Jakość snu	○	○	○
Poziom energii	○	○	○
Poziom aktywności	○	○	○

Mój nastrój — zły ○○○○○○○○○ dobry (normalny)

Ćwiczenie

Notatki, cele, codzienne wydarzenia

Dziennik żywności

Żywność	Czas	Natychmiast	Po 1 godzinie	Po 3 godzinach

Śledź swoje jedzenie, nastrój, posiłki, kalorie, leki / suplementy, ćwiczenia, wagę, bypass żołądka

Dziennik rękawów żołądkowych

Data : / /

Waga

Pobór wody

1 Filiżanka = 8 OZ

Leki/suplementy

	niski	średni	wysoki
Jakość snu	○	○	○
Poziom energii	○	○	○
Poziom aktywności	○	○	○

Mój nastrój — zły · normalny · dobry

Ćwiczenie

Notatki, cele, codzienne wydarzenia

Dziennik żywności

Żywność	Czas	Natychmiast	Po 1 godzinie	Po 3 godzinach

Śledź swoje jedzenie, nastrój, posiłki, kalorie, leki / suplementy, ćwiczenia, wagę, bypass żołądka

Dziennik rękawów żołądkowych

Data :	/ /
Waga	

Pobór wody

1 Filiżanka = 8 OZ

Leki/suplementy

	niski	średni	wysoki
Jakość snu	○	○	○
Poziom energii	○	○	○
Poziom aktywności	○	○	○

Mój nastrój zły — normalny — dobry ○○○○○○○○○

Ćwiczenie

Notatki, cele, codzienne wydarzenia

Dziennik żywności

Żywność	Czas	Natychmiast	Po 1 godzinie	Po 3 godzinach

Śledź swoje jedzenie, nastrój, posiłki, kalorie, leki / suplementy, ćwiczenia, wagę, bypass żołądka

Dziennik rękawów żołądkowych

Data :   /   /

Waga

Pobór wody

1 Filiżanka = 8 OZ

Leki/suplementy

	niski	średni	wysoki
Jakość snu	○	○	○
Poziom energii	○	○	○
Poziom aktywności	○	○	○

Mój nastrój zły — normalny — dobry ○○○○○○○○○

Ćwiczenie

Notatki, cele, codzienne wydarzenia

Dziennik żywności

Żywność	Czas	Natychmiast	Po 1 godzinie	Po 3 godzinach

Śledź swoje jedzenie, nastrój, posiłki, kalorie, leki / suplementy, ćwiczenia, wagę, bypass żołądka

Dziennik rękawów żołądkowych

Data :   /   /

Waga

Pobór wody

1 Filiżanka = 8 OZ

Leki/suplementy

	niski	średni	wysoki
Jakość snu	○	○	○
Poziom energii	○	○	○
Poziom aktywności	○	○	○

	zły	normalny	dobry
Mój nastrój	○○○○○○○○○		

Ćwiczenie

Notatki, cele, codzienne wydarzenia

Dziennik żywności

Żywność	Czas	Natychmiast	Po 1 godzinie	Po 3 godzinach

Śledź swoje jedzenie, nastrój, posiłki, kalorie, leki / suplementy, ćwiczenia, wagę, bypass żołądka

Dziennik rękawów żołądkowych

Data : / /

Waga

Pobór wody

1 Filiżanka = 8 OZ

Leki/suplementy

	niski	średni	wysoki
Jakość snu	○	○	○
Poziom energii	○	○	○
Poziom aktywności	○	○	○

Mój nastrój — zły · normalny · dobry

Ćwiczenie

Notatki, cele, codzienne wydarzenia

Dziennik żywności

Żywność	Czas	Natychmiast	Po 1 godzinie	Po 3 godzinach

Śledź swoje jedzenie, nastrój, posiłki, kalorie, leki / suplementy, ćwiczenia, wagę, bypass żołądka

Dziennik rękawów żołądkowych

Data : / /

Waga

Pobór wody

1 Filiżanka = 8 OZ

Leki/suplementy

	niski	średni	wysoki
Jakość snu	○	○	○
Poziom energii	○	○	○
Poziom aktywności	○	○	○

Mój nastrój zły normalny dobry
○○○○○○○○○○

Ćwiczenie

Notatki, cele, codzienne wydarzenia

Dziennik żywności

Żywność	Czas	Natychmiast	Po 1 godzinie	Po 3 godzinach

Dziennik rękawów żołądkowych

Data : / /

Waga

Pobór wody

1 Filiżanka = 8 OZ

Leki/suplementy

	niski	średni	wysoki
Jakość snu	○	○	○
Poziom energii	○	○	○
Poziom aktywności	○	○	○

	zły	normalny	dobry
Mój nastrój	○○○○○○○○○		

Ćwiczenie

Notatki, cele, codzienne wydarzenia

Dziennik żywności

Żywność	Czas	Natychmiast	Po 1 godzinie	Po 3 godzinach

Śledź swoje jedzenie, nastrój, posiłki, kalorie, leki / suplementy, ćwiczenia, wagę, bypass żołądka

Dziennik rękawów żołądkowych

Data : / /

Waga

Pobór wody

1 Filiżanka = 8 OZ

Leki/suplementy

	niski	średni	wysoki
Jakość snu	○	○	○
Poziom energii	○	○	○
Poziom aktywności	○	○	○

Mój nastrój zły — normalny — dobry

Ćwiczenie

Notatki, cele, codzienne wydarzenia

Dziennik żywności

Żywność	Czas	Natychmiast	Po 1 godzinie	Po 3 godzinach

Śledź swoje jedzenie, nastrój, posiłki, kalorie, leki / suplementy, ćwiczenia, wagę, bypass żołądka

Dziennik rękawów żołądkowych

Data :   / /

Waga

Pobór wody

1 Filiżanka = 8 OZ

Leki/suplementy

	niski	średni	wysoki
Jakość snu	○	○	○
Poziom energii	○	○	○
Poziom aktywności	○	○	○

Mój nastrój   zły — normalny — dobry

○○○○○○○○○○

Ćwiczenie

Notatki, cele, codzienne wydarzenia

Dziennik żywności

Żywność	Czas	Natychmiast	Po 1 godzinie	Po 3 godzinach

Śledź swoje jedzenie, nastrój, posiłki, kalorie, leki / suplementy, ćwiczenia, wagę, bypass żołądka

Dziennik rękawów żołądkowych

Data : / /

Waga

Pobór wody

1 Filiżanka = 8 OZ

Leki/suplementy

	niski	średni	wysoki
Jakość snu	○	○	○
Poziom energii	○	○	○
Poziom aktywności	○	○	○

Mój nastrój zły — normalny — dobry
○○○○○○○○○

Ćwiczenie

Notatki, cele, codzienne wydarzenia

Dziennik żywności

Żywność	Czas	Natychmiast	Po 1 godzinie	Po 3 godzinach

Śledź swoje jedzenie, nastrój, posiłki, kalorie, leki / suplementy, ćwiczenia, wagę, bypass żołądka

Dziennik rękawów żołądkowych

Data : / /

Waga

Pobór wody

1 Filiżanka = 8 OZ

Leki/suplementy

	niski	średni	wysoki
Jakość snu	○	○	○
Poziom energii	○	○	○
Poziom aktywności	○	○	○

Mój nastrój — zły — normalny — dobry

Ćwiczenie

Notatki, cele, codzienne wydarzenia

Dziennik żywności

Żywność	Czas	Natychmiast	Po 1 godzinie	Po 3 godzinach

Śledź swoje jedzenie, nastrój, posiłki, kalorie, leki / suplementy, ćwiczenia, wagę, bypass żołądka

Dziennik rękawów żołądkowych

Data : / /

Waga

Pobór wody

1 Filiżanka = 8 OZ

Leki/suplementy

	niski	średni	wysoki
Jakość snu	○	○	○
Poziom energii	○	○	○
Poziom aktywności	○	○	○

Mój nastrój — zły / normalny / dobry
○○○○○○○○○

Ćwiczenie

Notatki, cele, codzienne wydarzenia

Dziennik żywności

Żywność	Czas	Natychmiast	Po 1 godzinie	Po 3 godzinach

Śledź swoje jedzenie, nastrój, posiłki, kalorie, leki / suplementy, ćwiczenia, wagę, bypass żołądka

Dziennik rękawów żołądkowych

Data :   / /

Waga

Pobór wody

1 Filiżanka = 8 OZ

Leki/suplementy

	niski	średni	wysoki
Jakość snu	○	○	○
Poziom energii	○	○	○
Poziom aktywności	○	○	○

Mój nastrój   zły   normalny   dobry
○○○○○○○○○

Ćwiczenie

Notatki, cele, codzienne wydarzenia

Dziennik żywności

Żywność	Czas	Natychmiast	Po 1 godzinie	Po 3 godzinach

Śledź swoje jedzenie, nastrój, posiłki, kalorie, leki / suplementy, ćwiczenia, wagę, bypass żołądka

Dziennik rękawów żołądkowych

Data :   /   /

Waga

Pobór wody

1 Filiżanka = 8 OZ

Leki/suplementy

	niski	średni	wysoki
Jakość snu	○	○	○
Poziom energii	○	○	○
Poziom aktywności	○	○	○

Mój nastrój   zły   normalny   dobry

Ćwiczenie

Notatki, cele, codzienne wydarzenia

Dziennik żywności

Żywność	Czas	Natychmiast	Po 1 godzinie	Po 3 godzinach

Śledź swoje jedzenie, nastrój, posiłki, kalorie, leki / suplementy, ćwiczenia, wagę, bypass żołądka

Dziennik rękawów żołądkowych

Data :   /   /

Waga

Pobór wody

1 Filiżanka = 8 OZ

Leki/suplementy

	niski	średni	wysoki
Jakość snu	○	○	○
Poziom energii	○	○	○
Poziom aktywności	○	○	○

Mój nastrój   zły — normalny — dobry   ○○○○○○○○○

Ćwiczenie

Notatki, cele, codzienne wydarzenia

Dziennik żywności

Żywność	Czas	Natychmiast	Po 1 godzinie	Po 3 godzinach

Śledź swoje jedzenie, nastrój, posiłki, kalorie, leki / suplementy, ćwiczenia, wagę, bypass żołądka

Dziennik rękawów żołądkowych

Data : / /

Waga

Pobór wody

1 Filiżanka = 8 OZ

Leki/suplementy

	niski	średni	wysoki
Jakość snu	○	○	○
Poziom energii	○	○	○
Poziom aktywności	○	○	○

Mój nastrój zły ● normalny ● dobry ● ○○○○○○○○○

Ćwiczenie

Notatki, cele, codzienne wydarzenia

Dziennik żywności

Żywność	Czas	Natychmiast	Po 1 godzinie	Po 3 godzinach

Śledź swoje jedzenie, nastrój, posiłki, kalorie, leki / suplementy, ćwiczenia, wagę, bypass żołądka

Dziennik rękawów żołądkowych

Data :	/ /

Waga

Pobór wody

1 Filiżanka = 8 OZ

Leki/suplementy

---

	niski	średni	wysoki
Jakość snu	○	○	○
Poziom energii	○	○	○
Poziom aktywności	○	○	○

Mój nastrój — zły · normalny · dobry
○○○○○○○○○

Ćwiczenie

Notatki, cele, codzienne wydarzenia

Dziennik żywności

Żywność	Czas	Natychmiast	Po 1 godzinie	Po 3 godzinach

Śledź swoje jedzenie, nastrój, posiłki, kalorie, leki / suplementy, ćwiczenia, wagę, bypass żołądka

Dziennik rękawów żołądkowych

Data :   / /

Waga

Pobór wody

1 Filiżanka = 8 OZ

Leki/suplementy

	niski	średni	wysoki
Jakość snu	○	○	○
Poziom energii	○	○	○
Poziom aktywności	○	○	○

Mój nastrój   zły — normalny — dobry
○○○○○○○○○

Ćwiczenie

Notatki, cele, codzienne wydarzenia

Dziennik żywności

Żywność	Czas	Natychmiast	Po 1 godzinie	Po 3 godzinach

Śledź swoje jedzenie, nastrój, posiłki, kalorie, leki / suplementy, ćwiczenia, wagę, bypass żołądka

Dziennik rękawów żołądkowych

Data :   / /

Waga

Pobór wody

1 Filiżanka = 8 OZ

Leki/suplementy

	niski	średni	wysoki
Jakość snu	○	○	○
Poziom energii	○	○	○
Poziom aktywności	○	○	○

Mój nastrój   zły — normalny — dobry
○○○○○○○○○○

Ćwiczenie

Notatki, cele, codzienne wydarzenia

Dziennik żywności

Żywność	Czas	Natychmiast	Po 1 godzinie	Po 3 godzinach

Śledź swoje jedzenie, nastrój, posiłki, kalorie, leki / suplementy, ćwiczenia, wagę, bypass żołądka

Dziennik rękawów żołądkowych

<table>
<tr><td>

Data :   / /

Waga

</td><td>

Leki/suplementy

</td></tr>
</table>

Pobór wody

1 Filiżanka = 8 OZ

	niski	średni	wysoki
Jakość snu	○	○	○
Poziom energii	○	○	○
Poziom aktywności	○	○	○

	zły	normalny	dobry
Mój nastrój	○○○○○○○○○		

Ćwiczenie

Notatki, cele, codzienne wydarzenia

Dziennik żywności

Żywność	Czas	Natychmiast	Po 1 godzinie	Po 3 godzinach

Śledź swoje jedzenie, nastrój, posiłki, kalorie, leki / suplementy, ćwiczenia, wagę, bypass żołądka

Dziennik rękawów żołądkowych

Data : / /

Waga

Pobór wody

1 Filiżanka = 8 OZ

		niski	średni	wysoki
Jakość snu		○	○	○
Poziom energii		○	○	○
Poziom aktywności		○	○	○

Leki/suplementy

zły   normalny   dobry

Mój nastrój ○○○○○○○○○○

Ćwiczenie

Notatki, cele, codzienne wydarzenia

Dziennik żywności

Żywność	Czas	Natychmiast	Po 1 godzinie	Po 3 godzinach

Śledź swoje jedzenie, nastrój, posiłki, kalorie, leki / suplementy, ćwiczenia, wagę, bypass żołądka

Dziennik rękawów żołądkowych

Data : / /

Waga

Pobór wody

1 Filiżanka = 8 OZ

Leki/suplementy

	niski	średni	wysoki
Jakość snu	○	○	○
Poziom energii	○	○	○
Poziom aktywności	○	○	○

Mój nastrój zły — normalny — dobry ○○○○○○○○○

Ćwiczenie

Notatki, cele, codzienne wydarzenia

Dziennik żywności

Żywność	Czas	Natychmiast	Po 1 godzinie	Po 3 godzinach

Śledź swoje jedzenie, nastrój, posiłki, kalorie, leki / suplementy, ćwiczenia, wagę, bypass żołądka

Dziennik rękawów żołądkowych

Data : / /
Waga

Pobór wody

1 Filiżanka = 8 OZ

Leki/suplementy

	niski	średni	wysoki
Jakość snu	○	○	○
Poziom energii	○	○	○
Poziom aktywności	○	○	○

Mój nastrój zły — normalny — dobry ○○○○○○○○○

Ćwiczenie

Notatki, cele, codzienne wydarzenia

Dziennik żywności

Żywność	Czas	Natychmiast	Po 1 godzinie	Po 3 godzinach

Śledź swoje jedzenie, nastrój, posiłki, kalorie, leki / suplementy, ćwiczenia, wagę, bypass żołądka

Dziennik rękawów żołądkowych

Data : / /

Waga

Pobór wody

1 Filiżanka = 8 OZ

Leki/suplementy

	niski	średni	wysoki
Jakość snu	○	○	○
Poziom energii	○	○	○
Poziom aktywności	○	○	○

Mój nastrój — zły / normalny / dobry
○○○○○○○○○

Ćwiczenie

Notatki, cele, codzienne wydarzenia

Dziennik żywności

Żywność	Czas	Natychmiast	Po 1 godzinie	Po 3 godzinach

Śledź swoje jedzenie, nastrój, posiłki, kalorie, leki / suplementy, ćwiczenia, wagę, bypass żołądka

Dziennik rękawów żołądkowych

Data : / /

Waga

Pobór wody

1 Filiżanka = 8 OZ

Leki/suplementy

	niski	średni	wysoki
Jakość snu	○	○	○
Poziom energii	○	○	○
Poziom aktywności	○	○	○

Mój nastrój — zły … normalny … dobry

○○○○○○○○○

Ćwiczenie

Notatki, cele, codzienne wydarzenia

Dziennik żywności

Żywność	Czas	Natychmiast	Po 1 godzinie	Po 3 godzinach

Śledź swoje jedzenie, nastrój, posiłki, kalorie, leki / suplementy, ćwiczenia, wagę, bypass żołądka

Dziennik rękawów żołądkowych

Data : / /

Waga

Pobór wody

1 Filiżanka = 8 OZ

Leki/suplementy

	niski	średni	wysoki
Jakość snu	○	○	○
Poziom energii	○	○	○
Poziom aktywności	○	○	○

Mój nastrój — zły · normalny · dobry

Ćwiczenie

Notatki, cele, codzienne wydarzenia

Dziennik żywności

Żywność	Czas	Natychmiast	Po 1 godzinie	Po 3 godzinach

Śledź swoje jedzenie, nastrój, posiłki, kalorie, leki / suplementy, ćwiczenia, wagę, bypass żołądka

Dziennik rękawów żołądkowych

Data : / /

Waga

Pobór wody

1 Filiżanka = 8 OZ

Leki/suplementy

	niski	średni	wysoki
Jakość snu	○	○	○
Poziom energii	○	○	○
Poziom aktywności	○	○	○

Mój nastrój — zły · normalny · dobry

Ćwiczenie

Notatki, cele, codzienne wydarzenia

Dziennik żywności

Żywność	Czas	Natychmiast	Po 1 godzinie	Po 3 godzinach

Śledź swoje jedzenie, nastrój, posiłki, kalorie, leki / suplementy, ćwiczenia, wagę, bypass żołądka

Dziennik rękawów żołądkowych

Data :   /   /

Waga

Pobór wody

1 Filiżanka = 8 OZ

Leki/suplementy

	niski	średni	wysoki
Jakość snu	○	○	○
Poziom energii	○	○	○
Poziom aktywności	○	○	○

Mój nastrój   zły — normalny — dobry   ○○○○○○○○○

Ćwiczenie

Notatki, cele, codzienne wydarzenia

Dziennik żywności

Żywność	Czas	Natychmiast	Po 1 godzinie	Po 3 godzinach

Śledź swoje jedzenie, nastrój, posiłki, kalorie, leki / suplementy, ćwiczenia, wagę, bypass żołądka

Dziennik rękawów żołądkowych

Data : / /

Waga

Pobór wody

1 Filiżanka = 8 OZ

Leki/suplementy

____

____

____

	niski	średni	wysoki
Jakość snu	○	○	○
Poziom energii	○	○	○
Poziom aktywności	○	○	○

Mój nastrój   zły   normalny   dobry

○○○○○○○○○

Ćwiczenie

Notatki, cele, codzienne wydarzenia

Dziennik żywności

Żywność	Czas	Natychmiast	Po 1 godzinie	Po 3 godzinach

Śledź swoje jedzenie, nastrój, posiłki, kalorie, leki / suplementy, ćwiczenia, wagę, bypass żołądka

Dziennik rękawów żołądkowych

Data :   / /

Waga

Pobór wody

1 Filiżanka = 8 OZ

Leki/suplementy

	niski	średni	wysoki
Jakość snu	○	○	○
Poziom energii	○	○	○
Poziom aktywności	○	○	○

Mój nastrój   zły — normalny — dobry   ○○○○○○○○○

Ćwiczenie

Notatki, cele, codzienne wydarzenia

Dziennik żywności

Żywność	Czas	Natychmiast	Po 1 godzinie	Po 3 godzinach

Śledź swoje jedzenie, nastrój, posiłki, kalorie, leki / suplementy, ćwiczenia, wagę, bypass żołądka

Dziennik rękawów żołądkowych

Data : / /

Waga

Pobór wody

1 Filiżanka = 8 OZ

Leki/suplementy

	niski	średni	wysoki
Jakość snu	○	○	○
Poziom energii	○	○	○
Poziom aktywności	○	○	○

Mój nastrój zły — normalny — dobry ○○○○○○○○○

Ćwiczenie

Notatki, cele, codzienne wydarzenia

Dziennik żywności

Żywność	Czas	Natychmiast	Po 1 godzinie	Po 3 godzinach

Śledź swoje jedzenie, nastrój, posiłki, kalorie, leki / suplementy, ćwiczenia, wagę, bypass żołądka

Dziennik rękawów żołądkowych

Data :   /   /

Waga

Pobór wody

1 Filiżanka = 8 OZ

Leki/suplementy

	niski	średni	wysoki
Jakość snu	○	○	○
Poziom energii	○	○	○
Poziom aktywności	○	○	○

Mój nastrój   zły   normalny   dobry
○○○○○○○○○

Ćwiczenie

Notatki, cele, codzienne wydarzenia

Dziennik żywności

Żywność	Czas	Natychmiast	Po 1 godzinie	Po 3 godzinach

Śledź swoje jedzenie, nastrój, posiłki, kalorie, leki / suplementy, ćwiczenia, wagę, bypass żołądka

Dziennik rękawów żołądkowych

Data :   / /

Waga

Pobór wody

1 Filiżanka = 8 OZ

Leki/suplementy

	niski	średni	wysoki
Jakość snu	○	○	○
Poziom energii	○	○	○
Poziom aktywności	○	○	○

zły   normalny   dobry

Mój nastrój ○○○○○○○○○

Ćwiczenie

Notatki, cele, codzienne wydarzenia

Dziennik żywności

Żywność	Czas	Natychmiast	Po 1 godzinie	Po 3 godzinach

Śledź swoje jedzenie, nastrój, posiłki, kalorie, leki / suplementy, ćwiczenia, wagę, bypass żołądka

Dziennik rękawów żołądkowych

Data :   / /

Waga

Pobór wody

1 Filiżanka = 8 OZ

Leki/suplementy

	niski	średni	wysoki
Jakość snu	○	○	○
Poziom energii	○	○	○
Poziom aktywności	○	○	○

Mój nastrój   zły   normalny   dobry
○○○○○○○○○

Ćwiczenie

Notatki, cele, codzienne wydarzenia

Dziennik żywności

Żywność	Czas	Natychmiast	Po 1 godzinie	Po 3 godzinach

Śledź swoje jedzenie, nastrój, posiłki, kalorie, leki / suplementy, ćwiczenia, wagę, bypass żołądka

Dziennik rękawów żołądkowych

Data :   / /

Waga

Pobór wody

1 Filiżanka = 8 OZ

Leki/suplementy

	niski	średni	wysoki
Jakość snu	○	○	○
Poziom energii	○	○	○
Poziom aktywności	○	○	○

Mój nastrój   zły — normalny — dobry   ○○○○○○○○○

Ćwiczenie

Notatki, cele, codzienne wydarzenia

Dziennik żywności

Żywność	Czas	Natychmiast	Po 1 godzinie	Po 3 godzinach

Śledź swoje jedzenie, nastrój, posiłki, kalorie, leki / suplementy, ćwiczenia, wagę, bypass żołądka

Dziennik rękawów żołądkowych

Data :   /   /

Waga

Pobór wody

1 Filiżanka = 8 OZ

Leki/suplementy

	niski	średni	wysoki
Jakość snu	○	○	○
Poziom energii	○	○	○
Poziom aktywności	○	○	○

zły	normalny	dobry

Mój nastrój ○○○○○○○○○

Ćwiczenie

Notatki, cele, codzienne wydarzenia

Dziennik żywności

Żywność	Czas	Natychmiast	Po 1 godzinie	Po 3 godzinach

Śledź swoje jedzenie, nastrój, posiłki, kalorie, leki / suplementy, ćwiczenia, wagę, bypass żołądka

Dziennik rękawów żołądkowych

Data :   /   /

Waga

Pobór wody

1 Filiżanka = 8 OZ

Leki/suplementy

	niski	średni	wysoki
Jakość snu	○	○	○
Poziom energii	○	○	○
Poziom aktywności	○	○	○

Mój nastrój   zły   normalny   dobry
○○○○○○○○○

Ćwiczenie

Notatki, cele, codzienne wydarzenia

Dziennik żywności

Żywność	Czas	Natychmiast	Po 1 godzinie	Po 3 godzinach

Śledź swoje jedzenie, nastrój, posiłki, kalorie, leki / suplementy, ćwiczenia, wagę, bypass żołądka

Dziennik rękawów żołądkowych

Data : / /

Waga

Pobór wody

1 Filiżanka = 8 OZ

Leki/suplementy

	niski	średni	wysoki
Jakość snu	◯	◯	◯
Poziom energii	◯	◯	◯
Poziom aktywności	◯	◯	◯

Mój nastrój — zły / normalny / dobry

◯◯◯◯◯◯◯◯◯

Ćwiczenie

Notatki, cele, codzienne wydarzenia

Dziennik żywności

Żywność	Czas	Natychmiast	Po 1 godzinie	Po 3 godzinach

Śledź swoje jedzenie, nastrój, posiłki, kalorie, leki / suplementy, ćwiczenia, wagę, bypass żołądka

Dziennik rękawów żołądkowych

Data : / /
Waga

Pobór wody

1 Filiżanka = 8 OZ

Leki/suplementy

		niski	średni	wysoki
Jakość snu		○	○	○
Poziom energii		○	○	○
Poziom aktywności		○	○	○

Mój nastrój — zły · normalny · dobry
○○○○○○○○○

Ćwiczenie

Notatki, cele, codzienne wydarzenia

Dziennik żywności

Żywność	Czas	Natychmiast	Po 1 godzinie	Po 3 godzinach

Śledź swoje jedzenie, nastrój, posiłki, kalorie, leki / suplementy, ćwiczenia, wagę, bypass żołądka

Dziennik rękawów żołądkowych

Data : / /

Waga

Pobór wody

1 Filiżanka = 8 OZ

Leki/suplementy

	niski	średni	wysoki
Jakość snu	○	○	○
Poziom energii	○	○	○
Poziom aktywności	○	○	○

zły　　　normalny　　　dobry

Mój nastrój ○○○○○○○○○

Ćwiczenie

Notatki, cele, codzienne wydarzenia

Dziennik żywności

Żywność	Czas	Natychmiast	Po 1 godzinie	Po 3 godzinach

Śledź swoje jedzenie, nastrój, posiłki, kalorie, leki / suplementy, ćwiczenia, wagę, bypass żołądka

Dziennik rękawów żołądkowych

Data : / /

Waga

Pobór wody

1 Filiżanka = 8 OZ

Leki/suplementy

	niski	średni	wysoki
Jakość snu	○	○	○
Poziom energii	○	○	○
Poziom aktywności	○	○	○

Mój nastrój zły — normalny — dobry ○○○○○○○○○

Ćwiczenie

Notatki, cele, codzienne wydarzenia

Dziennik żywności

Żywność	Czas	Natychmiast	Po 1 godzinie	Po 3 godzinach

Śledź swoje jedzenie, nastrój, posiłki, kalorie, leki / suplementy, ćwiczenia, wagę, bypass żołądka

Dziennik rękawów żołądkowych

Data :   /   /

Waga

Pobór wody

1 Filiżanka = 8 OZ

Leki/suplementy

	niski	średni	wysoki
Jakość snu	○	○	○
Poziom energii	○	○	○
Poziom aktywności	○	○	○

Mój nastrój   zły   normalny   dobry
○ ○ ○ ○ ○ ○ ○ ○

Ćwiczenie

Notatki, cele, codzienne wydarzenia

Dziennik żywności

Żywność	Czas	Natychmiast	Po 1 godzinie	Po 3 godzinach

Śledź swoje jedzenie, nastrój, posiłki, kalorie, leki / suplementy, ćwiczenia, wagę, bypass żołądka

Dziennik rękawów żołądkowych

Data : / /

Waga

Pobór wody

1 Filiżanka = 8 OZ

Leki/suplementy

	niski	średni	wysoki
Jakość snu	○	○	○
Poziom energii	○	○	○
Poziom aktywności	○	○	○

Mój nastrój zły normalny dobry ○○○○○○○○○○

Ćwiczenie

Notatki, cele, codzienne wydarzenia

Dziennik żywności

Żywność	Czas	Natychmiast	Po 1 godzinie	Po 3 godzinach

Śledź swoje jedzenie, nastrój, posiłki, kalorie, leki / suplementy, ćwiczenia, wagę, bypass żołądka

Dziennik rękawów żołądkowych

Data : / /	**Leki/suplementy**
Waga	

Pobór wody

1 Filiżanka = 8 OZ

	niski	średni	wysoki
Jakość snu	○	○	○
Poziom energii	○	○	○
Poziom aktywności	○	○	○

Mój nastrój — zły · normalny · dobry

Ćwiczenie

Notatki, cele, codzienne wydarzenia

Dziennik żywności

Żywność	Czas	Natychmiast	Po 1 godzinie	Po 3 godzinach

Śledź swoje jedzenie, nastrój, posiłki, kalorie, leki / suplementy, ćwiczenia, wagę, bypass żołądka

Dziennik rękawów żołądkowych

Data : / /

Waga

Pobór wody

1 Filiżanka = 8 OZ

Leki/suplementy

	niski	średni	wysoki
Jakość snu	○	○	○
Poziom energii	○	○	○
Poziom aktywności	○	○	○

Mój nastrój   *zły*   *normalny*   *dobry*
○○○○○○○○○

Ćwiczenie

Notatki, cele, codzienne wydarzenia

Dziennik żywności

Żywność	Czas	Natychmiast	Po 1 godzinie	Po 3 godzinach

Śledź swoje jedzenie, nastrój, posiłki, kalorie, leki / suplementy, ćwiczenia, wagę, bypass żołądka

Dziennik rękawów żołądkowych

Data : / /

Waga

Pobór wody

1 Filiżanka = 8 OZ

Leki/suplementy

	niski	średni	wysoki
Jakość snu	○	○	○
Poziom energii	○	○	○
Poziom aktywności	○	○	○

Mój nastrój   zły ○○○○○○○○○○ dobry (normalny)

Ćwiczenie

Notatki, cele, codzienne wydarzenia

Dziennik żywności

Żywność	Czas	Natychmiast	Po 1 godzinie	Po 3 godzinach

Śledź swoje jedzenie, nastrój, posiłki, kalorie, leki / suplementy, ćwiczenia, wagę, bypass żołądka

Dziennik rękawów żołądkowych

Data : / /

Waga

Pobór wody

1 Filiżanka = 8 OZ

Leki/suplementy

	niski	średni	wysoki
Jakość snu	○	○	○
Poziom energii	○	○	○
Poziom aktywności	○	○	○

Mój nastrój — zły · normalny · dobry

Ćwiczenie

Notatki, cele, codzienne wydarzenia

Dziennik żywności

Żywność	Czas	Natychmiast	Po 1 godzinie	Po 3 godzinach

Śledź swoje jedzenie, nastrój, posiłki, kalorie, leki / suplementy, ćwiczenia, wagę, bypass żołądka

Dziennik rękawów żołądkowych

Data :   /   /

Waga

Pobór wody

1 Filiżanka = 8 OZ

Leki/suplementy

	niski	średni	wysoki
Jakość snu	◯	◯	◯
Poziom energii	◯	◯	◯
Poziom aktywności	◯	◯	◯

Mój nastrój   zły   normalny   dobry
◯◯◯◯◯◯◯◯◯

Ćwiczenie

Notatki, cele, codzienne wydarzenia

Dziennik żywności

Żywność	Czas	Natychmiast	Po 1 godzinie	Po 3 godzinach

Śledź swoje jedzenie, nastrój, posiłki, kalorie, leki / suplementy, ćwiczenia, wagę, bypass żołądka

Dziennik rękawów żołądkowych

Data : / /

Waga

Pobór wody

1 Filiżanka = 8 OZ

Leki/suplementy

	niski	średni	wysoki
Jakość snu	○	○	○
Poziom energii	○	○	○
Poziom aktywności	○	○	○

	zły	normalny	dobry
Mój nastrój	○○○○○○○○○		

Ćwiczenie

Notatki, cele, codzienne wydarzenia

Dziennik żywności

Żywność	Czas	Natychmiast	Po 1 godzinie	Po 3 godzinach

Śledź swoje jedzenie, nastrój, posiłki, kalorie, leki / suplementy, ćwiczenia, wagę, bypass żołądka

Dziennik rękawów żołądkowych

Data : / /
Waga

Pobór wody

1 Filiżanka = 8 OZ

Leki/suplementy

	niski	średni	wysoki
Jakość snu	○	○	○
Poziom energii	○	○	○
Poziom aktywności	○	○	○

Mój nastrój — zły — normalny — dobry

○○○○○○○○○

Ćwiczenie

Notatki, cele, codzienne wydarzenia

Dziennik żywności

Żywność	Czas	Natychmiast	Po 1 godzinie	Po 3 godzinach

Śledź swoje jedzenie, nastrój, posiłki, kalorie, leki / suplementy, ćwiczenia, wagę, bypass żołądka

Dziennik rękawów żołądkowych

Data :   /   /

Waga

Pobór wody

1 Filiżanka = 8 OZ

Leki/suplementy

	niski	średni	wysoki
Jakość snu	○	○	○
Poziom energii	○	○	○
Poziom aktywności	○	○	○

Mój nastrój   zły   normalny   dobry
○○○○○○○○○○

Ćwiczenie

Notatki, cele, codzienne wydarzenia

Dziennik żywności

Żywność	Czas	Natychmiast	Po 1 godzinie	Po 3 godzinach

Śledź swoje jedzenie, nastrój, posiłki, kalorie, leki / suplementy, ćwiczenia, wagę, bypass żołądka

Dziennik rękawów żołądkowych

Data :   /   /

Waga

Pobór wody

1 Filiżanka = 8 OZ

Leki/suplementy

	niski	średni	wysoki
Jakość snu	○	○	○
Poziom energii	○	○	○
Poziom aktywności	○	○	○

Mój nastrój   zły — normalny — dobry
○○○○○○○○○

Ćwiczenie

Notatki, cele, codzienne wydarzenia

Dziennik żywności

Żywność	Czas	Natychmiast	Po 1 godzinie	Po 3 godzinach

Śledź swoje jedzenie, nastrój, posiłki, kalorie, leki / suplementy, ćwiczenia, wagę, bypass żołądka

Dziennik rękawów żołądkowych

Data :   /   /

Waga

Pobór wody

1 Filiżanka = 8 OZ

Leki/suplementy

	niski	średni	wysoki
Jakość snu	○	○	○
Poziom energii	○	○	○
Poziom aktywności	○	○	○

Mój nastrój   zły — normalny — dobry
○○○○○○○○○○

Ćwiczenie

Notatki, cele, codzienne wydarzenia

Dziennik żywności

Żywność	Czas	Natychmiast	Po 1 godzinie	Po 3 godzinach

Śledź swoje jedzenie, nastrój, posiłki, kalorie, leki / suplementy, ćwiczenia, wagę, bypass żołądka

Dziennik rękawów żołądkowych

Data : / /

Waga

Pobór wody

1 Filiżanka = 8 OZ

Leki/suplementy

	niski	średni	wysoki
Jakość snu	○	○	○
Poziom energii	○	○	○
Poziom aktywności	○	○	○

Mój nastrój zły — normalny — dobry ○○○○○○○○○

Ćwiczenie

Notatki, cele, codzienne wydarzenia

Dziennik żywności

Żywność	Czas	Natychmiast	Po 1 godzinie	Po 3 godzinach

Śledź swoje jedzenie, nastrój, posiłki, kalorie, leki / suplementy, ćwiczenia, wagę, bypass żołądka

Dziennik rękawów żołądkowych

Data : / /

Waga

Pobór wody

1 Filiżanka = 8 OZ

Leki/suplementy

____
____
____

	niski	średni	wysoki
Jakość snu	○	○	○
Poziom energii	○	○	○
Poziom aktywności	○	○	○

Mój nastrój — zły ・ normalny ・ dobry
○○○○○○○○○

Ćwiczenie

Notatki, cele, codzienne wydarzenia

Dziennik żywności

Żywność	Czas	Natychmiast	Po 1 godzinie	Po 3 godzinach

Śledź swoje jedzenie, nastrój, posiłki, kalorie, leki / suplementy, ćwiczenia, wagę, bypass żołądka

Dziennik rękawów żołądkowych

Data :   / /

Waga

Pobór wody

1 Filiżanka = 8 OZ

Leki/suplementy

	niski	średni	wysoki
Jakość snu	○	○	○
Poziom energii	○	○	○
Poziom aktywności	○	○	○

Mój nastrój — zły ○○○○○○○○○ dobry (normalny)

Ćwiczenie

Notatki, cele, codzienne wydarzenia

Dziennik żywności

Żywność	Czas	Natychmiast	Po 1 godzinie	Po 3 godzinach

Śledź swoje jedzenie, nastrój, posiłki, kalorie, leki / suplementy, ćwiczenia, wagę, bypass żołądka

Dziennik rękawów żołądkowych

Data : / /

Waga

Pobór wody

1 Filiżanka = 8 OZ

Leki/suplementy

	niski	średni	wysoki
Jakość snu	○	○	○
Poziom energii	○	○	○
Poziom aktywności	○	○	○

Mój nastrój   zły   normalny   dobry
○○○○○○○○○○

Ćwiczenie

Notatki, cele, codzienne wydarzenia

Dziennik żywności

Żywność	Czas	Natychmiast	Po 1 godzinie	Po 3 godzinach

Śledź swoje jedzenie, nastrój, posiłki, kalorie, leki / suplementy, ćwiczenia, wagę, bypass żołądka

Dziennik rękawów żołądkowych

Data : / /

Waga

Pobór wody

1 Filiżanka = 8 OZ

Leki/suplementy

	niski	średni	wysoki
Jakość snu	○	○	○
Poziom energii	○	○	○
Poziom aktywności	○	○	○

Mój nastrój zły — normalny — dobry ○○○○○○○○○

Ćwiczenie

Notatki, cele, codzienne wydarzenia

Dziennik żywności

Żywność	Czas	Natychmiast	Po 1 godzinie	Po 3 godzinach

Śledź swoje jedzenie, nastrój, posiłki, kalorie, leki / suplementy, ćwiczenia, wagę, bypass żołądka

Dziennik rękawów żołądkowych

Data :   / /

Waga

Pobór wody

1 Filiżanka = 8 OZ

Leki/suplementy

	niski	średni	wysoki
Jakość snu	○	○	○
Poziom energii	○	○	○
Poziom aktywności	○	○	○

Mój nastrój   zły — normalny — dobry   ○○○○○○○○○○

Ćwiczenie

Notatki, cele, codzienne wydarzenia

Dziennik żywności

Żywność	Czas	Natychmiast	Po 1 godzinie	Po 3 godzinach

Śledź swoje jedzenie, nastrój, posiłki, kalorie, leki / suplementy, ćwiczenia, wagę, bypass żołądka

Dziennik rękawów żołądkowych

Data :   /   /

Waga

Pobór wody

1 Filiżanka = 8 OZ

Leki/suplementy

	niski	średni	wysoki
Jakość snu	○	○	○
Poziom energii	○	○	○
Poziom aktywności	○	○	○

Mój nastrój   zły ○○○○○○○○○ dobry   (normalny)

Ćwiczenie

Notatki, cele, codzienne wydarzenia

Dziennik żywności

Żywność	Czas	Natychmiast	Po 1 godzinie	Po 3 godzinach

Śledź swoje jedzenie, nastrój, posiłki, kalorie, leki / suplementy, ćwiczenia, wagę, bypass żołądka

Dziennik rękawów żołądkowych

Data : / /

Waga

Pobór wody

1 Filiżanka = 8 OZ

Leki/suplementy

	niski	średni	wysoki
Jakość snu	○	○	○
Poziom energii	○	○	○
Poziom aktywności	○	○	○

Mój nastrój — zły / normalny / dobry
○○○○○○○○○○

Ćwiczenie

Notatki, cele, codzienne wydarzenia

Dziennik żywności

Żywność	Czas	Natychmiast	Po 1 godzinie	Po 3 godzinach

Śledź swoje jedzenie, nastrój, posiłki, kalorie, leki / suplementy, ćwiczenia, wagę, bypass żołądka

Dziennik rękawów żołądkowych

Data :   / /

Waga

Pobór wody

1 Filiżanka = 8 OZ

Leki/suplementy

	niski	średni	wysoki
Jakość snu	○	○	○
Poziom energii	○	○	○
Poziom aktywności	○	○	○

Mój nastrój zły — normalny — dobry ○○○○○○○○○○

Ćwiczenie

Notatki, cele, codzienne wydarzenia

Dziennik żywności

Żywność	Czas	Natychmiast	Po 1 godzinie	Po 3 godzinach

Śledź swoje jedzenie, nastrój, posiłki, kalorie, leki / suplementy, ćwiczenia, wagę, bypass żołądka

Dziennik rękawów żołądkowych

Data : / /

Waga

Pobór wody

1 Filiżanka = 8 OZ

Leki/suplementy

	niski	średni	wysoki
Jakość snu	◯	◯	◯
Poziom energii	◯	◯	◯
Poziom aktywności	◯	◯	◯

Mój nastrój   zły   normalny   dobry
◯◯◯◯◯◯◯◯◯◯

Ćwiczenie

Notatki, cele, codzienne wydarzenia

Dziennik żywności

Żywność	Czas	Natychmiast	Po 1 godzinie	Po 3 godzinach

Śledź swoje jedzenie, nastrój, posiłki, kalorie, leki / suplementy, ćwiczenia, wagę, bypass żołądka

Dziennik rękawów żołądkowych

Data : / /

Waga

Pobór wody

1 Filiżanka = 8 OZ

Leki/suplementy

	niski	średni	wysoki
Jakość snu	○	○	○
Poziom energii	○	○	○
Poziom aktywności	○	○	○

zły — normalny — dobry

Mój nastrój ○○○○○○○○○

Ćwiczenie

Notatki, cele, codzienne wydarzenia

Dziennik żywności

Żywność	Czas	Natychmiast	Po 1 godzinie	Po 3 godzinach

Śledź swoje jedzenie, nastrój, posiłki, kalorie, leki / suplementy, ćwiczenia, wagę, bypass żołądka

Dziennik rękawów żołądkowych

Data :   /   /

Waga

Pobór wody

1 Filiżanka = 8 OZ

Leki/suplementy

	niski	średni	wysoki
Jakość snu	○	○	○
Poziom energii	○	○	○
Poziom aktywności	○	○	○

Mój nastrój   zły — normalny — dobry   ○○○○○○○○○○

Ćwiczenie

Notatki, cele, codzienne wydarzenia

Dziennik żywności

Żywność	Czas	Natychmiast	Po 1 godzinie	Po 3 godzinach

Śledź swoje jedzenie, nastrój, posiłki, kalorie, leki / suplementy, ćwiczenia, wagę, bypass żołądka

Dziennik rękawów żołądkowych

Data : / /

Waga

Pobór wody

1 Filiżanka = 8 OZ

Leki/suplementy

	niski	średni	wysoki
Jakość snu	○	○	○
Poziom energii	○	○	○
Poziom aktywności	○	○	○

Mój nastrój   zły   normalny   dobry
○○○○○○○○○

Ćwiczenie

Notatki, cele, codzienne wydarzenia

Dziennik żywności

Żywność	Czas	Natychmiast	Po 1 godzinie	Po 3 godzinach

Śledź swoje jedzenie, nastrój, posiłki, kalorie, leki / suplementy, ćwiczenia, wagę, bypass żołądka

Dziennik rękawów żołądkowych

Data : / /

Waga

Pobór wody

1 Filiżanka = 8 OZ

Leki/suplementy

	niski	średni	wysoki
Jakość snu	◯	◯	◯
Poziom energii	◯	◯	◯
Poziom aktywności	◯	◯	◯

Mój nastrój — zły — normalny — dobry

Ćwiczenie

Notatki, cele, codzienne wydarzenia

Dziennik żywności

Żywność	Czas	Natychmiast	Po 1 godzinie	Po 3 godzinach

Śledź swoje jedzenie, nastrój, posiłki, kalorie, leki / suplementy, ćwiczenia, wagę, bypass żołądka

Dziennik rękawów żołądkowych

Data : / /

Waga

Pobór wody

1 Filiżanka = 8 OZ

Leki/suplementy

	niski	średni	wysoki
Jakość snu	○	○	○
Poziom energii	○	○	○
Poziom aktywności	○	○	○

Mój nastrój   zły   normalny   dobry
○○○○○○○○○

Ćwiczenie

Notatki, cele, codzienne wydarzenia

Dziennik żywności

Żywność	Czas	Natychmiast	Po 1 godzinie	Po 3 godzinach

Śledź swoje jedzenie, nastrój, posiłki, kalorie, leki / suplementy, ćwiczenia, wagę, bypass żołądka

Dziennik rękawów żołądkowych

Data :   /   /

Waga

Pobór wody

1 Filiżanka = 8 OZ

Leki/suplementy

	niski	średni	wysoki
Jakość snu	○	○	○
Poziom energii	○	○	○
Poziom aktywności	○	○	○

Mój nastrój   zły   normalny   dobry   ○○○○○○○○○○

Ćwiczenie

Notatki, cele, codzienne wydarzenia

Dziennik żywności

Żywność	Czas	Natychmiast	Po 1 godzinie	Po 3 godzinach

Śledź swoje jedzenie, nastrój, posiłki, kalorie, leki / suplementy, ćwiczenia, wagę, bypass żołądka

Dziennik rękawów żołądkowych

Data : / /

Waga

Pobór wody

1 Filiżanka = 8 OZ

Leki/suplementy

	niski	średni	wysoki
Jakość snu	○	○	○
Poziom energii	○	○	○
Poziom aktywności	○	○	○

	zły	normalny	dobry
Mój nastrój	○○○○○○○○○		

Ćwiczenie

Notatki, cele, codzienne wydarzenia

Dziennik żywności

Żywność	Czas	Natychmiast	Po 1 godzinie	Po 3 godzinach

Śledź swoje jedzenie, nastrój, posiłki, kalorie, leki / suplementy, ćwiczenia, wagę, bypass żołądka

Dziennik rękawów żołądkowych

Data : / /

Waga

Pobór wody

1 Filiżanka = 8 OZ

Leki/suplementy

	niski	średni	wysoki
Jakość snu	○	○	○
Poziom energii	○	○	○
Poziom aktywności	○	○	○

Mój nastrój   zły — normalny — dobry   ○○○○○○○○○○

Ćwiczenie

Notatki, cele, codzienne wydarzenia

Dziennik żywności

Żywność	Czas	Natychmiast	Po 1 godzinie	Po 3 godzinach

Śledź swoje jedzenie, nastrój, posiłki, kalorie, leki / suplementy, ćwiczenia, wagę, bypass żołądka

Dziennik rękawów żołądkowych

Data :   / /

Waga

Pobór wody

1 Filiżanka = 8 OZ

Leki/suplementy

	niski	średni	wysoki
Jakość snu	○	○	○
Poziom energii	○	○	○
Poziom aktywności	○	○	○

Mój nastrój   zły — normalny — dobry
○○○○○○○○○

Ćwiczenie

Notatki, cele, codzienne wydarzenia

Dziennik żywności

Żywność	Czas	Natychmiast	Po 1 godzinie	Po 3 godzinach

Śledź swoje jedzenie, nastrój, posiłki, kalorie, leki / suplementy, ćwiczenia, wagę, bypass żołądka

Dziennik rękawów żołądkowych

Data : / /

Waga

Pobór wody

1 Filiżanka = 8 OZ

Leki/suplementy

	niski	średni	wysoki
Jakość snu	○	○	○
Poziom energii	○	○	○
Poziom aktywności	○	○	○

Mój nastrój — zły / normalny / dobry

Ćwiczenie

Notatki, cele, codzienne wydarzenia

Dziennik żywności

Żywność	Czas	Natychmiast	Po 1 godzinie	Po 3 godzinach

Śledź swoje jedzenie, nastrój, posiłki, kalorie, leki / suplementy, ćwiczenia, wagę, bypass żołądka

Dziennik rękawów żołądkowych

Data : / /

Waga

Pobór wody

1 Filiżanka = 8 OZ

Leki/suplementy

	niski	średni	wysoki
Jakość snu	○	○	○
Poziom energii	○	○	○
Poziom aktywności	○	○	○

Mój nastrój zły ○○○○○○○○○○ normalny dobry

Ćwiczenie

Notatki, cele, codzienne wydarzenia

Dziennik żywności

Żywność	Czas	Natychmiast	Po 1 godzinie	Po 3 godzinach

Śledź swoje jedzenie, nastrój, posiłki, kalorie, leki / suplementy, ćwiczenia, wagę, bypass żołądka

Dziennik rękawów żołądkowych

Data : / /

Waga

Pobór wody

1 Filiżanka = 8 OZ

Leki/suplementy

	niski	średni	wysoki
Jakość snu	○	○	○
Poziom energii	○	○	○
Poziom aktywności	○	○	○

zły normalny dobry

Mój nastrój ○○○○○○○○○○

Ćwiczenie

Notatki, cele, codzienne wydarzenia

Dziennik żywności

Żywność	Czas	Natychmiast	Po 1 godzinie	Po 3 godzinach

Śledź swoje jedzenie, nastrój, posiłki, kalorie, leki / suplementy, ćwiczenia, wagę, bypass żołądka

Dziennik rękawów żołądkowych

Data :   /   /

Waga

Pobór wody

1 Filiżanka = 8 OZ

Leki/suplementy

	niski	średni	wysoki
Jakość snu	○	○	○
Poziom energii	○	○	○
Poziom aktywności	○	○	○

Mój nastrój   zły — normalny — dobry
○○○○○○○○○

Ćwiczenie

Notatki, cele, codzienne wydarzenia

Dziennik żywności

Żywność	Czas	Natychmiast	Po 1 godzinie	Po 3 godzinach

Śledź swoje jedzenie, nastrój, posiłki, kalorie, leki / suplementy, ćwiczenia, wagę, bypass żołądka

Dziennik rękawów żołądkowych

Data :   / /

Waga

Pobór wody

1 Filiżanka = 8 OZ

Leki/suplementy

	niski	średni	wysoki
Jakość snu	○	○	○
Poziom energii	○	○	○
Poziom aktywności	○	○	○

Mój nastrój — zły — normalny — dobry
○○○○○○○○○

Ćwiczenie

Notatki, cele, codzienne wydarzenia

Dziennik żywności

Żywność	Czas	Natychmiast	Po 1 godzinie	Po 3 godzinach

Śledź swoje jedzenie, nastrój, posiłki, kalorie, leki / suplementy, ćwiczenia, wagę, bypass żołądka

Dziennik rękawów żołądkowych

Data : / /

Waga

Pobór wody

1 Filiżanka = 8 OZ

Leki/suplementy

	niski	średni	wysoki
Jakość snu	○	○	○
Poziom energii	○	○	○
Poziom aktywności	○	○	○

Mój nastrój   zły   normalny   dobry

Ćwiczenie

Notatki, cele, codzienne wydarzenia

Dziennik żywności

Żywność	Czas	Natychmiast	Po 1 godzinie	Po 3 godzinach

Śledź swoje jedzenie, nastrój, posiłki, kalorie, leki / suplementy, ćwiczenia, wagę, bypass żołądka

Dziennik rękawów żołądkowych

Data : / /

Waga

Pobór wody

1 Filiżanka = 8 OZ

Leki/suplementy

	niski	średni	wysoki
Jakość snu	○	○	○
Poziom energii	○	○	○
Poziom aktywności	○	○	○

Mój nastrój zły — normalny — dobry

○○○○○○○○○

Ćwiczenie

Notatki, cele, codzienne wydarzenia

Dziennik żywności

Żywność	Czas	Natychmiast	Po 1 godzinie	Po 3 godzinach

Śledź swoje jedzenie, nastrój, posiłki, kalorie, leki / suplementy, ćwiczenia, wagę, bypass żołądka

Dziennik rękawów żołądkowych

Data :   / /

Waga

Pobór wody

1 Filiżanka = 8 OZ

Leki/suplementy

	niski	średni	wysoki
Jakość snu	○	○	○
Poziom energii	○	○	○
Poziom aktywności	○	○	○

Mój nastrój   zły   normalny   dobry
○○○○○○○○○

Ćwiczenie

Notatki, cele, codzienne wydarzenia

Dziennik żywności

Żywność	Czas	Natychmiast	Po 1 godzinie	Po 3 godzinach

Śledź swoje jedzenie, nastrój, posiłki, kalorie, leki / suplementy, ćwiczenia, wagę, bypass żołądka

Dziennik rękawów żołądkowych

Data :   /   /

Waga

Pobór wody

1 Filiżanka = 8 OZ

Leki/suplementy

	niski	średni	wysoki
Jakość snu	○	○	○
Poziom energii	○	○	○
Poziom aktywności	○	○	○

Mój nastrój   zły   normalny   dobry
○○○○○○○○○

Ćwiczenie

Notatki, cele, codzienne wydarzenia

Dziennik żywności

Żywność	Czas	Natychmiast	Po 1 godzinie	Po 3 godzinach

Śledź swoje jedzenie, nastrój, posiłki, kalorie, leki / suplementy, ćwiczenia, wagę, bypass żołądka

Dziennik rękawów żołądkowych

<table>
<tr><td>

Data : / /

Waga

Pobór wody

1 Filiżanka = 8 OZ

</td><td>

Leki/suplementy

</td></tr>
</table>

	niski	średni	wysoki
Jakość snu	○	○	○
Poziom energii	○	○	○
Poziom aktywności	○	○	○

zły — normalny — dobry

Mój nastrój ○○○○○○○○○

Ćwiczenie

Notatki, cele, codzienne wydarzenia

Dziennik żywności

Żywność	Czas	Natychmiast	Po 1 godzinie	Po 3 godzinach

Śledź swoje jedzenie, nastrój, posiłki, kalorie, leki / suplementy, ćwiczenia, wagę, bypass żołądka

Dziennik rękawów żołądkowych

Data : / /

Waga

Pobór wody

1 Filiżanka = 8 OZ

Leki/suplementy

	niski	średni	wysoki
Jakość snu	○	○	○
Poziom energii	○	○	○
Poziom aktywności	○	○	○

Mój nastrój   zły   normalny   dobry
○ ○ ○ ○ ○ ○ ○ ○ ○

Ćwiczenie

Notatki, cele, codzienne wydarzenia

Dziennik żywności

Żywność	Czas	Natychmiast	Po 1 godzinie	Po 3 godzinach

Śledź swoje jedzenie, nastrój, posiłki, kalorie, leki / suplementy, ćwiczenia, wagę, bypass żołądka

Dziennik rękawów żołądkowych

Data : / /

Waga

Pobór wody

1 Filiżanka = 8 OZ

Leki/suplementy

	niski	średni	wysoki
Jakość snu	○	○	○
Poziom energii	○	○	○
Poziom aktywności	○	○	○

Mój nastrój — zły · normalny · dobry
○○○○○○○○○

Ćwiczenie

Notatki, cele, codzienne wydarzenia

Dziennik żywności

Żywność	Czas	Natychmiast	Po 1 godzinie	Po 3 godzinach

Śledź swoje jedzenie, nastrój, posiłki, kalorie, leki / suplementy, ćwiczenia, wagę, bypass żołądka

Dziennik rękawów żołądkowych

Data : / /

Waga

Pobór wody

1 Filiżanka = 8 OZ

Leki/suplementy

	niski	średni	wysoki
Jakość snu	○	○	○
Poziom energii	○	○	○
Poziom aktywności	○	○	○

Mój nastrój zły normalny dobry ○○○○○○○○○○

Ćwiczenie

Notatki, cele, codzienne wydarzenia

Dziennik żywności

Żywność	Czas	Natychmiast	Po 1 godzinie	Po 3 godzinach

Śledź swoje jedzenie, nastrój, posiłki, kalorie, leki / suplementy, ćwiczenia, wagę, bypass żołądka

Dziennik rękawów żołądkowych

Data :   /   /

Waga

Pobór wody

1 Filiżanka = 8 OZ

Leki/suplementy

	niski	średni	wysoki
Jakość snu	○	○	○
Poziom energii	○	○	○
Poziom aktywności	○	○	○

Mój nastrój   zły   normalny   dobry

Ćwiczenie

Notatki, cele, codzienne wydarzenia

Dziennik żywności

Żywność	Czas	Natychmiast	Po 1 godzinie	Po 3 godzinach

Śledź swoje jedzenie, nastrój, posiłki, kalorie, leki / suplementy, ćwiczenia, wagę, bypass żołądka

Dziennik rękawów żołądkowych

Data : / /

Waga

Pobór wody

1 Filiżanka = 8 OZ

Leki/suplementy

	niski	średni	wysoki
Jakość snu	○	○	○
Poziom energii	○	○	○
Poziom aktywności	○	○	○

Mój nastrój — zły — normalny — dobry
○○○○○○○○○

Ćwiczenie

Notatki, cele, codzienne wydarzenia

Dziennik żywności

Żywność	Czas	Natychmiast	Po 1 godzinie	Po 3 godzinach

Śledź swoje jedzenie, nastrój, posiłki, kalorie, leki / suplementy, ćwiczenia, wagę, bypass żołądka

Dziennik rękawów żołądkowych

Data :   /   /

Waga

Pobór wody

1 Filiżanka = 8 OZ

Leki/suplementy

	niski	średni	wysoki
Jakość snu	○	○	○
Poziom energii	○	○	○
Poziom aktywności	○	○	○

zły   normalny   dobry

Mój nastrój   ○○○○○○○○○

Ćwiczenie

Notatki, cele, codzienne wydarzenia

Dziennik żywności

Żywność	Czas	Natychmiast	Po 1 godzinie	Po 3 godzinach

Śledź swoje jedzenie, nastrój, posiłki, kalorie, leki / suplementy, ćwiczenia, wagę, bypass żołądka

Dziennik rękawów żołądkowych

<table>
<tr><td>Data :   / /</td><td rowspan="2">Leki/suplementy</td></tr>
<tr><td>Waga</td></tr>
</table>

Pobór wody

1 Filiżanka = 8 OZ

		niski	średni	wysoki
Jakość snu		○	○	○
Poziom energii		○	○	○
Poziom aktywności		○	○	○

	zły	normalny	dobry
Mój nastrój	○○○○○○○○○○		

Ćwiczenie

Notatki, cele, codzienne wydarzenia

Dziennik żywności

Żywność	Czas	Natychmiast	Po 1 godzinie	Po 3 godzinach

Śledź swoje jedzenie, nastrój, posiłki, kalorie, leki / suplementy, ćwiczenia, wagę, bypass żołądka

Dziennik rękawów żołądkowych

Data :   /   /

Waga

Pobór wody

1 Filiżanka = 8 OZ

Leki/suplementy

	niski	średni	wysoki
Jakość snu	○	○	○
Poziom energii	○	○	○
Poziom aktywności	○	○	○

	zły	normalny	dobry
Mój nastrój	○○○○○○○○○		

Ćwiczenie

Notatki, cele, codzienne wydarzenia

Dziennik żywności

Żywność	Czas	Natychmiast	Po 1 godzinie	Po 3 godzinach

Śledź swoje jedzenie, nastrój, posiłki, kalorie, leki / suplementy, ćwiczenia, wagę, bypass żołądka

Dziennik rękawów żołądkowych

Data : / /

Waga

Pobór wody

1 Filiżanka = 8 OZ

Leki/suplementy

	niski	średni	wysoki
Jakość snu	○	○	○
Poziom energii	○	○	○
Poziom aktywności	○	○	○

Mój nastrój   zły   normalny   dobry

Ćwiczenie

Notatki, cele, codzienne wydarzenia

Dziennik żywności

Żywność	Czas	Natychmiast	Po 1 godzinie	Po 3 godzinach

Śledź swoje jedzenie, nastrój, posiłki, kalorie, leki / suplementy, ćwiczenia, wagę, bypass żołądka

Dziennik rękawów żołądkowych

Data :   /   /

Waga

Pobór wody

1 Filiżanka = 8 OZ

Leki/suplementy

	niski	średni	wysoki
Jakość snu	○	○	○
Poziom energii	○	○	○
Poziom aktywności	○	○	○

Mój nastrój   zły — normalny — dobry   ○○○○○○○○○

Ćwiczenie

Notatki, cele, codzienne wydarzenia

Dziennik żywności

Żywność	Czas	Natychmiast	Po 1 godzinie	Po 3 godzinach

Śledź swoje jedzenie, nastrój, posiłki, kalorie, leki / suplementy, ćwiczenia, wagę, bypass żołądka

Dziennik rękawów żołądkowych

Data :   /   /

Waga

Pobór wody

1 Filiżanka = 8 OZ

Leki/suplementy

	niski	średni	wysoki
Jakość snu	○	○	○
Poziom energii	○	○	○
Poziom aktywności	○	○	○

Mój nastrój   zły — normalny — dobry   ○○○○○○○○○○

Ćwiczenie

Notatki, cele, codzienne wydarzenia

Dziennik żywności

Żywność	Czas	Natychmiast	Po 1 godzinie	Po 3 godzinach

Śledź swoje jedzenie, nastrój, posiłki, kalorie, leki / suplementy, ćwiczenia, wagę, bypass żołądka

Dziennik rękawów żołądkowych

Data : / /

Waga

Pobór wody

1 Filiżanka = 8 OZ

Leki/suplementy

	niski	średni	wysoki
Jakość snu	○	○	○
Poziom energii	○	○	○
Poziom aktywności	○	○	○

	zły	normalny	dobry
Mój nastrój	○○○○	○○○	○○○

Ćwiczenie

Notatki, cele, codzienne wydarzenia

Dziennik żywności

Żywność	Czas	Natychmiast	Po 1 godzinie	Po 3 godzinach

Śledź swoje jedzenie, nastrój, posiłki, kalorie, leki / suplementy, ćwiczenia, wagę, bypass żołądka

Dziennik rękawów żołądkowych

Data :   / /

Waga

Pobór wody

1 Filiżanka = 8 OZ

Leki/suplementy

	niski	średni	wysoki
Jakość snu	○	○	○
Poziom energii	○	○	○
Poziom aktywności	○	○	○

Mój nastrój   zły   normalny   dobry
○○○○○○○○○○

Ćwiczenie

Notatki, cele, codzienne wydarzenia

Dziennik żywności

Żywność	Czas	Natychmiast	Po 1 godzinie	Po 3 godzinach

Śledź swoje jedzenie, nastrój, posiłki, kalorie, leki / suplementy, ćwiczenia, wagę, bypass żołądka

Dziennik rękawów żołądkowych

Data : / /

Waga

Pobór wody

1 Filiżanka = 8 OZ

Leki/suplementy

	niski	średni	wysoki
Jakość snu	○	○	○
Poziom energii	○	○	○
Poziom aktywności	○	○	○

Mój nastrój — zły / normalny / dobry
○○○○○○○○○

Ćwiczenie

Notatki, cele, codzienne wydarzenia

Dziennik żywności

Żywność	Czas	Natychmiast	Po 1 godzinie	Po 3 godzinach

Śledź swoje jedzenie, nastrój, posiłki, kalorie, leki / suplementy, ćwiczenia, wagę, bypass żołądka

Dziennik rękawów żołądkowych

Data :   /   /

Waga

Pobór wody

1 Filiżanka = 8 OZ

Leki/suplementy

	niski	średni	wysoki
Jakość snu	○	○	○
Poziom energii	○	○	○
Poziom aktywności	○	○	○

Mój nastrój   zły ○○○○○○○○○ dobry   (normalny)

Ćwiczenie

Notatki, cele, codzienne wydarzenia

Dziennik żywności

Żywność	Czas	Natychmiast	Po 1 godzinie	Po 3 godzinach

Śledź swoje jedzenie, nastrój, posiłki, kalorie, leki / suplementy, ćwiczenia, wagę, bypass żołądka

Dziennik rękawów żołądkowych

Data :   /   /

Waga

Pobór wody

1 Filiżanka = 8 OZ

Leki/suplementy

	niski	średni	wysoki
Jakość snu	○	○	○
Poziom energii	○	○	○
Poziom aktywności	○	○	○

Mój nastrój   zły ○○○○○○○○○ dobry   (normalny)

Ćwiczenie

Notatki, cele, codzienne wydarzenia

Dziennik żywności

Żywność	Czas	Natychmiast	Po 1 godzinie	Po 3 godzinach

Śledź swoje jedzenie, nastrój, posiłki, kalorie, leki / suplementy, ćwiczenia, wagę, bypass żołądka

Dziennik rękawów żołądkowych

Data :   /   /

Waga

Pobór wody

1 Filiżanka = 8 OZ

Leki/suplementy

	niski	średni	wysoki
Jakość snu	○	○	○
Poziom energii	○	○	○
Poziom aktywności	○	○	○

Mój nastrój   zły   normalny   dobry   ○○○○○○○○○

Ćwiczenie

Notatki, cele, codzienne wydarzenia

Dziennik żywności

Żywność	Czas	Natychmiast	Po 1 godzinie	Po 3 godzinach

Śledź swoje jedzenie, nastrój, posiłki, kalorie, leki / suplementy, ćwiczenia, wagę, bypass żołądka

Dziennik rękawów żołądkowych

Data :   /   /

Waga

Pobór wody

1 Filiżanka = 8 OZ

Leki/suplementy

	niski	średni	wysoki
Jakość snu	○	○	○
Poziom energii	○	○	○
Poziom aktywności	○	○	○

Mój nastrój   zły — normalny — dobry   ○○○○○○○○○

Ćwiczenie

Notatki, cele, codzienne wydarzenia

Dziennik żywności

Żywność	Czas	Natychmiast	Po 1 godzinie	Po 3 godzinach

Śledź swoje jedzenie, nastrój, posiłki, kalorie, leki / suplementy, ćwiczenia, wagę, bypass żołądka

Dziennik rękawów żołądkowych

Data : / /

Waga

Pobór wody

1 Filiżanka = 8 OZ

Leki/suplementy

	niski	średni	wysoki
Jakość snu	○	○	○
Poziom energii	○	○	○
Poziom aktywności	○	○	○

Mój nastrój zły — normalny — dobry

○○○○○○○○○○

Ćwiczenie

Notatki, cele, codzienne wydarzenia

Dziennik żywności

Żywność	Czas	Natychmiast	Po 1 godzinie	Po 3 godzinach

Śledź swoje jedzenie, nastrój, posiłki, kalorie, leki / suplementy, ćwiczenia, wagę, bypass żołądka

Dziennik rękawów żołądkowych

Data : / /

Waga

Pobór wody

1 Filiżanka = 8 OZ

Leki/suplementy

	niski	średni	wysoki
Jakość snu	○	○	○
Poziom energii	○	○	○
Poziom aktywności	○	○	○

Mój nastrój — zły · normalny · dobry

Ćwiczenie

Notatki, cele, codzienne wydarzenia

Dziennik żywności

Żywność	Czas	Natychmiast	Po 1 godzinie	Po 3 godzinach

Śledź swoje jedzenie, nastrój, posiłki, kalorie, leki / suplementy, ćwiczenia, wagę, bypass żołądka

Dziennik rękawów żołądkowych

Data : / /

Waga

Pobór wody

1 Filiżanka = 8 OZ

Leki/suplementy

	niski	średni	wysoki
Jakość snu	○	○	○
Poziom energii	○	○	○
Poziom aktywności	○	○	○

Mój nastrój   zły — normalny — dobry
○○○○○○○○○

Ćwiczenie

Notatki, cele, codzienne wydarzenia

Dziennik żywności

Żywność	Czas	Natychmiast	Po 1 godzinie	Po 3 godzinach

Śledź swoje jedzenie, nastrój, posiłki, kalorie, leki / suplementy, ćwiczenia, wagę, bypass żołądka

Dziennik rękawów żołądkowych

Data : / /

Waga

Pobór wody

1 Filiżanka = 8 OZ

Leki/suplementy

	niski	średni	wysoki
Jakość snu	○	○	○
Poziom energii	○	○	○
Poziom aktywności	○	○	○

Mój nastrój   zły — normalny — dobry   ○○○○○○○○○

Ćwiczenie

Notatki, cele, codzienne wydarzenia

Dziennik żywności

Żywność	Czas	Natychmiast	Po 1 godzinie	Po 3 godzinach

Śledź swoje jedzenie, nastrój, posiłki, kalorie, leki / suplementy, ćwiczenia, wagę, bypass żołądka